RECHERCHES

SUR LA

DISJONCTION TRAUMATIQUE

DES ÉPIPHYSES

RECHERCHES

SUR LA

DISJONCTION TRAUMATIQUE

DES ÉPIPHYSES

par M. le docteur **FOUCHER**

Professeur agrégé à la Faculté de médecine, chirurgien des hôpitaux, etc.

PARIS

IMPRIMERIE A. HENRY NOBLET,

30, RUE DU BAC, 30.

1860

RECHERCHES

SUR LA

DISJONCTION TRAUMATIQUE

DES ÉPIPHYSES

Bien qu'un certain nombre de chirurgiens aient fixé leur attention sur la lésion qui a été désignée sous les noms de *décollement*, de *disjonction*, *divulsion des épiphyses*, l'on peut dire que l'étude de ce genre d'affection est jusqu'à ce jour restée très-incomplète, tant au point de vue anatomo-pathologique qu'au point de vue clinique ; et l'obscurité est même telle, en cette matière, que certains auteurs ont cru pouvoir nier jusqu'à la possibilité de cette lésion. Il sera facile de trouver la vérification de cette assertion en parcourant rapidement les écrits publiés sur ce sujet.

Il me paraît inutile de remonter jusqu'à Hippocrate pour chercher l'indication des disjonctions épiphysaires, que l'on a pourtant voulu trouver dans quelques mots contenus au livre *De articulis*, à propos des luxations du poignet.

L'on voit même la chirurgie traverser une longue suite de siècles sans qu'il soit question de ce genre de lésion, et ce n'est que dans les écrits d'A. Paré que l'on rencontre les décollements épiphysaires signalés à plusieurs reprises, tant au livre des fractures qu'au livre des luxations. (Voir A. Paré, livre XIII, XIV, édit. Malgaigne.) Mais il ne faut chercher dans le chirurgien français qu'une simple indication et non une description, même succincte, et il faut en dire autant de ce qu'ont écrit sur ce sujet MM. A. Séverin (*De abcessuum reconditâ naturâ, lib. octo*, ch. VII, p. 428, 1632), et Eysson (traité *De ossibus infantis cognoscendis et curandis*, 1659). Ce ne sera pas non plus dans les quelques mots contenus dans Fabrice de Hilden (cent. v[e]), ni dans Verduc (*Band. et fract.*), que l'on devra chercher la connaissance des décollements des épiphyses. Duverney et J.-L. Petit ont signalé cette lésion à propos des fractures du col du fémur, l'un pour nier le décollement épiphysaire en dehors d'un état morbide de l'os, l'autre pour le rattacher aux fractures. Weiss et Poupart (Acad. des sciences, 1699) ont signalé le décollement spontané.

Mais, en 1759, Reichel publia sa dissertation sur la divulsion des épiphyses (*De epiphysium ab ossium diaphysi diductione*). Dans tous les auteurs qui ont précédé, la possibilité de la disjonction épiphysaire se trouve seulement mentionnée ; Reichel le premier l'a étudiée comme lésion distincte et a admis un décollement spontané et un décollement traumatique ; son travail est resté le point de départ des écrits du même genre, et quand j'aurai indiqué Bertrandi et Monteggia, dont Petit-Radel a à peu près traduit les articles dans l'*Encyclopédie méthodique* (tome Ier, p. 433), j'aurai mentionné tous les premiers travaux originaux qui se rattachent à ce sujet.

Plus tard, l'on trouve encore la question signalée plutôt qu'étudiée çà et là, dans les écrits de Paletta (*Exercitation. anat.*, 1820), d'A. Cooper (*Fract. articul.*), dans Boyer (t. IIIe, p. 20), dans Dupuytren (*Leçons orales*) ; puis l'on rencontre dans les publications périodiques quelques observations, telles sont celles de Julia Fontenelle (*Arch. méd.*, t. X), de M. Goyrand (*Journ. hebd.* t. Ier, p. 170), de Valleix (*Société anat.*, 1834), de M. Malgaigne (*Gaz. méd.*).

Mais la question ne se trouve reprise dogmatiquement qu'en 1834, lorsque Rognetta publia dans la *Gazette médicale* son mémoire sur la divulsion traumatique des épiphyses. Comme c'est dans ce travail qu'ont puisé la plupart des auteurs qui sont venus ensuite, je dois m'y arrêter un instant. J'ai lu, analysé, compulsé ce long mémoire, et j'y ai rencontré beaucoup de digressions qui certainement ont l'avantage d'allonger le travail, mais qui probablement auront eu l'inconvénient d'empêcher beaucoup de lecteurs d'aller jusqu'au bout. L'on trouvera dans ce mémoire des détails sur l'état anatomique des épiphyses et sur leur mode d'union aux diaphyses, puis des observations très-écourtées et dont pas une peut-être n'échappe à la critique ; on remarquera la facilité avec laquelle l'auteur a trié sa petite collection de faits sans avoir l'air de se préoccuper de leur véritable caractère ; l'on notera l'absence de descriptions anatomo-pathologiques, l'indication timide de quelques expériences sur le cadavre, et, au milieu d'assertions erronées ou hypothétiques, l'on découvre d'importantes vérités émanant en ligne directe de Reichel et de Bertrandi.

Heureusement qu'une publication beaucoup plus sérieuse et destinée à faire oublier complétement le mémoire de Rognetta, l'a suivie de près. En 1837, dans la *Presse médicale*, M. Guérétin fit connaître le résultat de ses recherches sur les décollements épiphysaires ; c'est sans contredit le travail le plus instructif qui existe sur ce sujet ; on trouve là l'expérimentation cadavérique marchant autant que possible de front avec l'observation clinique. On retrouve la distinction importante des décollements spontanés et traumatiques, et l'étude distincte de ces deux variétés ; et l'on devine aisément un esprit sérieux, méthodique, qui a cherché à voir, à s'éclairer avant d'écrire, et je suis surpris que MM. Champmas et Piscart, lorsqu'ils eurent à faire leur thèse sur ce sujet, aient préféré emprunter largement au mémoire de Rognetta plutôt qu'à celui de M. Guérétin.

Cependant ce dernier travail, malgré son mérite incontestable, n'offre pas une description complète, certaine, des disjonctions épiphysaires, et après sa lecture le doute plane encore sur beaucoup de points. Un chirurgien distingué,

M. Salmon, a cherché, dans sa thèse inaugurale (1845), à en éclairer quelques-uns ; il a écrit quelques pages intéressantes sur les caractères anatomo-pathologiques et les a décrits avec plus de précision que ne l'avaient fait ses devanciers.

Après ces travaux spéciaux, je n'ai à signaler que quelques articles insérés dans les traités généraux de chirurgie, tels que ceux de MM. Malgaigne, Nélaton, Cruveilhier, Gerdy, le Compendium de chirurgie ; c'est sur le mémoire de Rognetta, sur celui de M. Guérétin, que reposent presque toutes les assertions contenues dans ces divers articles. Cependant M. Malgaigne a insisté sur l'analogie qu'il faudrait établir entre les décollements épiphysaires et les fractures. M. Cruveilhier y a ajouté le résultat de quelques expériences faites sur le cadavre ; je croirai avoir achevé de montrer combien il est urgent de revenir sur ce sujet, lorsque j'aurai ajouté que les auteurs du Compendium de chirurgie ont cru utile de mettre le lecteur en garde contre ce qu'ils ont écrit sur le décollement des épiphyses : « La description des lésions anatomo-pathologiques, disent-ils, « est purement hypothétique ; » et plus loin : « C'est avec « beaucoup de circonspection qu'il faut accueillir la description que nous allons faire de cette maladie, description « que nous empruntons surtout aux mémoires de MM. Rognetta et Guérétin. » Il me suffit de cette autorité importante pour légitimer les recherches que j'ai faites.

Il serait téméraire de chercher à embrasser d'abord complétement l'ensemble d'une question où il y a presque tout à faire. J'ai pensé qu'ici, comme dans presque toutes les questions de pathologie chirurgicale, c'était de l'anatomie pathologique qu'il fallait s'occuper d'abord. Mais c'est là un point qui se présente hérissé de difficultés, parce que les observations manquent de détails et qu'on est obligé d'avoir recours à l'expérimentation sur le cadavre, dont quelques-uns seraient tentés de contester les résultats. Cependant, ce sont ces résultats obtenus à la fois par l'expérimentation sur le cadavre et par l'examen de quelques faits cliniques bien observés que j'ai voulu soumettre à l'appréciation de la Société de chirurgie.

Certains auteurs ont, à l'exemple de Rognetta, admis avec une incroyable facilité la réalité de la fréquence des décollements épiphysaires et se montrent disposés à désigner sous ce titre toutes les lésions traumatiques portant sur les extrémités articulaires des jeunes sujets ; les autres ne veulent voir dans cette lésion qu'une fracture et négligent de s'en occuper autrement ; c'est entre ces deux opinions extrêmes que se trouve la vérité. Pour s'en convaincre il faut se rappeler le mode d'union de la diaphyse et de l'épiphyse. Déjà Howship (*Méd. Chirur. transact. of London*, p. 266, t. VI) avait établi, 1° que la couche de conjugaison des épiphyses forme partie intégrante de l'os lui-même ; 2° que le cartilage est continu et non pas seulement contigu avec le corps et l'épiphyse du même os (Haller, *Mémoire sur la formation des os*, 1758) ; 3° qu'il présente dans son intérieur des artères et des veines, des canaux remplis de substance mucilagineuse ; 4° que le lit épiphysaire, loin d'être résorbé avec le temps, forme le canevas dans lequel sera déposée la substance calcaire ; 5° que le périchondre qui le recouvre extérieurement lui est intimement adhérent.

M. Broca, dans son beau travail sur le rachitisme, nous a appris d'une façon plus précise la relation du cartilage épiphysaire et de la diaphyse. Il a montré qu'entre le cartilage proprement dit de l'épiphyse et le tissu spongieux de la diaphyse, il existait deux couches plus ou moins épaisses, dont l'une n'était pas encore du tissu spongieux et l'autre n'était déjà plus du cartilage normal. Ces deux couches, *spongoïde* et *chondroïde*, ont un aspect qui tranche sur celui de l'os et sur celui du cartilage, mais elles ne s'en continuent pas moins avec l'un et avec l'autre ; l'épaisseur de ces deux couches varie suivant l'âge, suivant l'os, et il m'eût été agréable, après avoir vérifié de tous points l'exactitude de la description de M. Broca, de pouvoir établir une relation directe entre l'épaisseur de la couche chondroïde et la facilité de la séparation de l'épiphyse, entre l'apparition du tissu osseux dans l'épiphyse et la forme du décollement ; cette relation, que la raison indique, il ne m'a pas été donné de la démontrer. Quoi qu'il en soit, la lésion traumatique dont il s'agit constituera, en tous cas, une véritable solution de continuité et non pas une simple séparation de parties contiguës.

La couche d'union de la diaphyse et de l'épiphyse n'offre pas un plan régulier, la coupe en est alternativement concave et convexe, de manière à représenter un *S* italique allongé et à constituer une sorte d'emboîtement réciproque. Cette forme est d'autant plus manifeste, que l'on se rapproche plus de l'époque à laquelle l'épiphyse et la diaphyse vont être soudées : à la naissance elle est à peine appréciable, et devient très-apparente dès l'âge de 1 à 2 ans, surtout pour certaines articulations, celle du coude en particulier ; il est remarquable que cette forme de la couche d'union de l'épiphyse et de la diaphyse n'est pas la même dans tous les os et qu'elle n'a aucune relation avec celle de la surface articulaire correspondante. Ainsi elle est très-marquée à l'extrémité supérieure de l'humérus, où pourtant la surface articulaire est régulièrement convexe ; il en est de même au coude et au genou, à l'extrémité inférieure du radius et du tibia, la couche chondroïde se rapproche plus de la forme plane. Ces notions anatomiques sont nécessaires à l'intelligence du mécanisme des disjonctions épiphysaires, et c'est après les avoir bien constatées que j'ai cherché, par de nombreuses expériences sur le cadavre, à prendre une idée aussi exacte que possible de la forme et des variétés des divulsions épiphysaires.

Lorsque l'on cherche à produire une solution de continuité à l'extrémité d'un os long d'un enfant, il peut arriver trois choses : ou bien l'épiphyse est séparée de la diaphyse, et la surface de séparation ne présente aucune couche osseuse, c'est *le décollement épiphysaire* proprement dit ; ou bien l'épiphyse entraîne avec elle une couche osseuse mince, peu consistante, finement grenue, c'est *la fracture épiphysaire;* ou bien, enfin, la solution de continuité se fait au sein du tissu spongieux, près de l'épiphyse, c'est *la fracture préépiphysaire.* Quelquefois il arrive que la solution, produite d'une façon moins régulière, porte à la fois à sa surface ces trois caractères. Un fait constant, c'est que la séparation n'a jamais lieu au sein du tissu cartilagineux proprement dit. Or, en se reportant à ce qui vient d'être établi sur le mode d'union de l'épiphyse et de la diaphyse, on comprendra que dans le premier cas c'est la couche chondroïde qui a cédé à son point d'union avec la couche spongoïde; que dans le deuxième cas c'est la couche spongoïde qui s'est séparée du tissu spongieux.

Dans le véritable décollement épiphysaire, la surface de la solution de continuité du côté de la diaphyse offre une forme générale convexe, sans présenter toutefois une courbure régulière, mais bien plutôt sinueuse. Les saillies et les excavations de cette courbe sinueuse sont parsemées de petites saillies et excavations secondaires, que l'on a comparées aux cotylédons du placenta, et que Haller avait déjà signalées. Sur toute la surface est étendue une couche très-mince du tissu spongoïde peu résistant; du côté de l'épiphyse, les courbures sont disposées en sens inverse, et leur surface offre l'aspect d'un cartilage mou, vasculaire, d'une teinte gris-rosé. Dans le deuxième cas, la forme des surfaces de la solution de continuité est la même, mais leur aspect a changé. Du côté de l'épiphyse, on rencontre une très-fine lamelle de tissu osseux spongoïde, peu consistant; du côté de la diaphyse, une surface spongieuse, criblée de trous. Dans la fracture préépiphysaire, toute régularité a disparu; la fracture, offrant le plus souvent la direction transversale, n'en présente pas moins une foule de dentelures plus ou moins considérables. Cette dernière variété est souvent incomplète, les fibres osseuses n'ayant été rompues que dans une partie de l'épaisseur de l'os. Il n'en est pas de même dans les deux premiers cas. Je n'ai jamais vu un décollement épiphysaire incomplet, en ce sens que la diaphyse et l'épiphyse eussent encore quelques points de continuité.

Il était d'autant plus utile de mentionner ces trois variétés, que nos expériences nous ont montré que chacune d'elles se produit plus ou moins facilement, suivant les différents âges. Ainsi, chez les enfants de quelques mois, alors que la couche chondroïde est bien apparente, c'est elle qui cède le plus aisément, et la première variété, la véritable disjonction épiphysaire, a plus de chance de se produire. A cette période de la vie, on ne rencontrera pas la fracture préépiphysaire; plus tard, lorsque la couche spongoïde a envahi en partie le tissu chondroïde, la fracture épiphysaire sera plus facile, tandis que la fracture préépiphysaire appartiendra de préférence aux sujets plus avancés en âge. D'une façon générale, d'un mois à un an, c'est la disjonction de l'épiphyse; d'un à quatre ou cinq ans, c'est la fracture épiphysaire, et de cinq ans à dix ans et au-dessus, on trouve plutôt la fracture préépiphysaire. Ces données, fournies par l'anatomie pathologique et l'expérimentation, ont une importance réelle au point de vue du diagnostic et de l'étiologie. Cependant il ne faudrait pas être exclusif, et souvent même dans le très-jeune âge, les épiphyses résistent beaucoup au décollement. Ainsi nous avons pu souvent, sur les cadavres d'enfants de quelques mois, plier complétement la jambe en avant ou l'avant-bras en arrière, sans produire la moindre lésion.

Ces résultats ne surprendront pas ceux qui voudront se rappeler la laxité extrême des ligaments chez l'enfant; laxité telle que l'on peut presque plier complétement certains membres en tous sens, sans produire la moindre altération.

Une des lésions qui accompagnent les décollements épiphysaires, et à laquelle j'attache la plus haute importance, bien qu'elle n'ait pas été suffisamment signalée, c'est le décollement du périoste. Tout le monde connaît le peu d'adhérence du périoste aux os chez les enfants, et c'est même là ce qui constitue, à mon avis, la cause prédisposante la plus réelle des phlegmasies du périoste dans l'enfance. J'ai vu à peu près constamment la disjonction de l'épiphyse, quel qu'en soit le siége précis, s'accompagner d'un décollement du périoste souvent assez considérable, pour s'étendre jusqu'au tiers et même à la moitié de la longueur totale de l'os. Il m'a semblé que ce décollement du périoste était surtout manifeste lorsque la séparation de l'épiphyse s'était opérée sous l'influence de certaines causes. C'est ainsi que les décollements épiphysaires par traction directe ne s'accompagnent pas d'un décollement périostique étendu. Il est remarquable de voir cette relation établie entre les décollements épiphysaires et traumatiques, comme elle l'est aussi le plus souvent dans les cas de décollements spontanés. Seulement, dans le premier cas, c'est le décollement épiphysaire qui précède celui du périoste, tandis que le contraire a lieu dans le deuxième cas. Cette lésion très-constante ne saurait être indifférente, et je lui attribue une grande influence sur la terminaison fatale qui a eu lieu dans le fait dont je donnerai plus loin les détails.

L'âge du sujet n'est pas la seule cause qui influe sur la fréquence et la facilité du décollement épiphysaire; il faut encore tenir compte de la diversité des résultats fournis par les diverses extrémités épiphysaires, et l'état auquel est parvenu l'épiphyse.

L'un des points les moins étudiés, et pourtant l'un des plus importants de l'histoire des décollements épiphysaires, c'est le mécanisme par lequel se produit ce genre de lésions. M. Guérétin s'est borné à l'indication des causes directes et indirectes, et M. Salmon, qui a fait de nombreuses expériences sur le cadavre, ne se pose pas même la question du mécanisme. C'est un point qui m'a, au contraire, vivement préoccupé, et je pense être arrivé, sous ce rapport, à des résultats intéressants. Ici, comme lorsqu'il s'est agi de l'anatomie pathologique, je ne veux point entrer dans les détails des expériences; je me bornerai à énumérer dogmatiquement les faits que ces expériences m'ont paru démontrer.

Je n'ai jamais pu réussir, quel que fût l'âge du sujet, à détacher une épiphyse par la simple action d'une violence appliquée directement sur l'épiphyse; dans ce cas, l'épiphyse peut être brisée, fragmentée, mais non séparée régulièrement de sa diaphyse, et l'on devra, à mon avis, se montrer très-réservé à accepter les quelques observations qui semblent établir la possibilité de ce mécanisme.

La traction a, suivant l'axe du membre, produit quelquefois la divulsion de l'épiphyse dans le très-jeune âge, mais il faut que cette traction soit énergique, et sous ce rapport mes expériences ne concordent pas complétement avec celles qui se trouvent relatées dans la thèse de M. Pajot (*Des lésions traumatiques que le fœtus peut éprouver pendant l'accouchement*). A prendre les résultats fournis par ce savant accoucheur, la force de traction nécessaire pour opérer l'arrachement des épiphyses humérale ou fémorale varierait entre 35 et 60 kil. Cette même force suffirait pour arracher tout le membre. Je n'ai jamais pu produire la moindre lésion avec une force aussi peu considérable, et sur des cadavres bien frais d'enfants à terme, il m'a toujours fallu dépasser 100 kil. J'ai remarqué, du reste, comme on le trouve noté dans les expériences de M. Pajot, que les parties molles cèdent avant l'épiphyse. Lorsque l'on prend des enfants de deux mois à un an, on voit s'accroître très-rapidement le degré de force nécessaire, et chez les enfants d'un an, la traction qu'il faut exercer pour arracher l'épiphyse humérale supérieure ne doit pas être moindre que 200 à 250 kilog. — Sur un enfant de quatre ans une traction de 350 kil. n'a pas produit d'arrachement épiphysaire. — Si l'on applique la force de traction sur l'extrémité du membre, on peut avoir une idée du degré de résistance des diverses épiphyses; j'ai constaté que l'épiphyse humérale inférieure cédait d'abord, puis l'épiphyse fémorale inférieure; viennent ensuite les épiphyses tibiale supérieure, humérale supérieure, fémorale supérieure; dans aucun cas, les épiphyses radiale, cubitale et tibiale inférieures n'ont été arrachées; ces faits se comprennent si l'on se rappelle les rapports des ligaments avec l'épiphyse et si, comme je le pense, on veut admettre que c'est par leur intermédiaire que la traction porte son action sur l'épiphyse.

Ces résultats sont tels qu'ils permettent d'affirmer que très-rarement la traction directe agira assez énergiquement sur le vivant pour produire la divulsion d'une épiphyse.

C'était dans un autre mode d'action qu'il fallait rechercher la cause et le mécanisme ordinaire du décollement épiphysaire; j'ai dès lors essayé les mouvements de flexion et d'extension, et ce mode d'expérimentation m'a fourni des résultats concluants que je dois indiquer pour chaque articulation. La flexion forcée et l'extension de la hanche et de l'épaule n'ont jamais produit, dans mes expériences, le décollement des épiphyses correspondantes. Il n'en est plus de même lorsque l'on imprime ces mouvements aux articulations du genou et du coude. L'extension forcée du genou chez l'enfant jusqu'à un an produit constamment le décollement d'une épiphyse, le plus ordinairement de celle du fémur, quelquefois de celle du tibia; ce même mouvement a sur le coude un résultat analogue en ce qu'il produit à peu près constamment le décollement de l'épiphyse humérale inférieure, très-exceptionnellement de l'olécrâne; jamais l'épiphyse radiale supérieure n'a cédé. Enfin sur le cou-de-pied, l'extension forcée a produit quelquefois la séparation de l'épiphyse tibiale inférieure, plus souvent la fracture incomplète préépiphysaire, quelquefois elle a été sans résultat. Il en est de même pour le poignet; d'où il résulte que ce mouvement d'extension, qu'il faut toutefois porter loin, rend compte de la disjonction des épiphyses humérale, fémorale inférieures et tibiale supérieure; il est, du reste, facile de comprendre le mode d'action de l'extension forcée dans l'une et l'autre articulation; j'attribue, dans le genou, l'arrachement de l'épiphyse à la traction des ligaments croisés, et dans le coude, à la pression exercée par l'olécrâne sur l'épiphyse humérale inférieure, ainsi qu'à la traction des ligaments latéraux. Ces résultats seront d'autant moins certains que le sujet sera plus âgé, et vers l'âge de 5 à 6 ans la luxation aura plus de chance de se produire.

La disjonction des épiphyses humérale et fémorale supérieures se produit par un autre mécanisme. J'ai d'abord cru, comme M. Guérétin, comme M. Salmon, que sur le cadavre l'on ne pouvait séparer l'épiphyse humérale supérieure de sa diaphyse; mais je n'ai pas tardé à m'apercevoir que ce décollement s'effectuait si l'on portait violemment le bras dans l'abduction forcée et la rotation en dehors; il est probable qu'alors la tête humérale prend son point d'appui sur la partie postérieure et supérieure de la cavité glénoïde; c'est encore en portant la cuisse dans l'abduction et la rotation forcée en dehors que l'on sépare l'épiphyse fémorale supérieure, et j'attribue alors une grande influence à la traction exercée par le ligament rond distendu. Par ces mouvements d'abduction et de rotation, je n'ai rien obtenu sur les articulations du poignet et du pied.

Il ne me restait plus qu'à voir les résultats produits par les mouvements de torsion et d'inflexion latérale; le mouvement de torsion m'a paru favoriser le décollement épiphysaire dans tous les os; seulement il faut se rappeler que les articulations étant très-lâches chez les enfants, cette torsion doit être portée très-loin: c'est ainsi que j'ai pu tordre le pied de manière à lui faire exécuter un cercle complet sans produire la moindre lésion. L'inflexion latérale combinée avec la torsion m'a paru rendre assez facile les décollements des épiphyses du genou, du pied, du poignet, du coude.

C'est par ces divers mouvements que je suis parvenu à décoller presque toutes les épiphyses des membres et, par ordre de fréquence, les épiphyses fémorale et humérale inférieures, les épiphyses tibiale supérieure et olécranienne, les épiphyses radiale et tibiale inférieures; je ne suis point parvenu à séparer l'épiphyse radiale supérieure, même en exagérant les mouvements de pronation et de supination : si on se souvient que cette épiphyse est contenue en entier dans la cavité articulaire, on ne sera pas surpris de ce résultat.

En résumé, quel que soit le point d'un membre sur lequel agisse la violence extérieure, elle aura d'autant plus de chance, toutes choses égales d'ailleurs, de produire un décollement épiphysaire qu'elle portera le membre dans une position exagérée, et la position qui m'a paru la plus favorable dans la majorité des cas, c'est l'extension et l'abduction forcées combinées toujours avec la torsion ou la rotation. Je me rends compte de cette influence du mouvement de torsion par le mode d'union de la diaphyse et de l'épiphyse, mode d'union qui simule un emboitement réciproque; comme, en définitive, l'abduction et l'extension ne sont que des mouvements d'inclinaison, l'on peut dire que l'inflexion du membre dans un sens ou dans l'autre et la torsion donnent la raison des décollements épiphysaires. L'on comprend dès lors que sur le vivant l'action musculaire, venant à produire ces mouvements, pourra suffire à produire le décollement de l'épiphyse ; c'est ce qui a eu lieu dans le cas suivant :

Observation. — *Disjonction de l'épiphyse humérale supérieure par action musculaire. — Large décollement du périoste. — Suppuration. — Mort.*

Vincent (Léontine), âgée de 13 ans, brodeuse, entre le 26 janvier 1855 à l'hôpital de la Charité (service de M. Velpeau).

Cette jeune fille, bien constituée, habituellement bien portante, était occupée à détacher de la muraille un métier à broder situé au-dessus de sa tête, lorsqu'elle ressentit subitement un craquement suivi d'une vive douleur dans l'épaule gauche. La malade continua à broder malgré la douleur qu'elle éprouvait ; le lendemain, les mouvements furent plus douloureux, et bientôt impossibles. Quelques jours plus tard, l'épaule fut tuméfiée et rouge ; la fièvre se déclara, et le 26 janvier, l'on constatait l'état suivant : Tuméfaction considérable de l'épaule et du bras gauche, avec une peau d'un rouge pâle uniforme ; l'empâtement paraît occuper toute l'épaisseur du membre ; chaleur vive des parties malades, douleur aiguë à la moindre pression, pas de déformation ni de mobilité anormales, pas de raccourcissement ni d'allongement, pas de fluctuation, mouvements impossibles, fièvre. — On prescrit 15 sangsues, cataplasmes émollients. — Le 30 janvier, une incision pratiquée à la face externe du bras, donne issue à une grande quantité de pus et l'on pénètre dans un vaste foyer profond.

Le gonflement diminua, mais la suppuration continua, et successivement plusieurs trajets fistuleux s'établirent ; on constata que l'extrémité supérieure de l'humérus était nécrosée. Cependant la diarrhée survint et tous les accidents de la fièvre hectique ; la malade expira le 9 mars.

L'autopsie permit de constater l'existence d'un vaste foyer purulent, occupant le creux de l'aisselle et limité par le deltoïde et le grand pectoral. Au fond du foyer, l'on trouve l'humérus dont la tête a été séparée du corps au niveau de l'union de l'épiphyse. La surface de la solution de continuité, du côté de l'épiphyse, est concave, recouverte d'une couche osseuse assez épaisse, et reçoit l'extrémité du fragment diaphysaire, qui est convexe. Le fragment épiphysaire, espèce de calotte hémisphérique, est appliqué contre la cavité glénoïde par les muscles qui s'y insèrent et par la capsule articulaire. Le fragment diaphysaire est nécrosé dans son tiers supérieur et déjà commençait le travail d'élimination. Le périoste se continuant avec l'épiphyse est décollé dans l'étendue de la moitié de la diaphyse.

Cette observation me paraît établir que l'action musculaire seule peut séparer l'épiphyse humérale supérieure, même à un âge assez avancé, et quand on songe au mode d'insertion des muscles de l'épaule, on remarquera qu'aucune autre région n'est aussi bien disposée pour favoriser ce mécanisme. Du reste, il ne s'agit pas ici d'un simple décollement, mais bien d'une véritable fracture épiphysaire. Enfin l'étendue du décollement périostique me paraît avoir été la cause ici des accidents qui ont fini par entraîner la mort.

CONCLUSIONS.

1° L'épiphyse peut se séparer de la diaphyse, soit traumatiquement, soit spontanément (et dans ce dernier cas le décollement épiphysaire n'est qu'un épiphénomène survenant dans le cours d'autres affections, de celles du périoste, et en particulier de ces vastes abcès sous-périostiques si bien décrits par M. Chassaignac).

2° La disjonction épiphysaire traumatique est d'autant plus facile à produire, toutes choses égales d'ailleurs, que l'enfant est plus jeune.

5° Le lieu de la séparation de l'épiphyse et de la diaphyse varie suivant l'âge et la cause. Sous ce rapport, il y a trois points d'élection : 1° l'union de la couche chondroïde et de la couche spongoïde ; 2° l'union de la couche spongoïde et du tissu spongieux ; 3° le tissu spongieux lui-même.

4° Quel que soit le siége de la lésion, elle se rattache toujours par sa nature aux solutions de continuité, aux fractures, et par le mécanisme de sa production, elle se rapproche des luxations.

5° C'est, en effet, l'exagération de certains mouvements qui est la cause efficiente la plus ordinaire des disjonctions épiphysaires. L'action musculaire n'a qu'une influence secondaire.

6° La surface de la solution de continuité est alternativement convexe et concave, et le périoste est largement décollé sur la diaphyse.

7° Des disjonctions, les unes sont intra-articulaires, les autres extra-articulaires, considération importante au point de vue du pronostic.

www.ingramcontent.com/pod-product-compliance
Ingram Content Group UK Ltd.
Pitfield, Milton Keynes, MK11 3LW, UK
UKHW020232200726
13856UKWH00004B/1723

9 782013 550642